LA PRATIQUE

PHARMACEUTIQUE

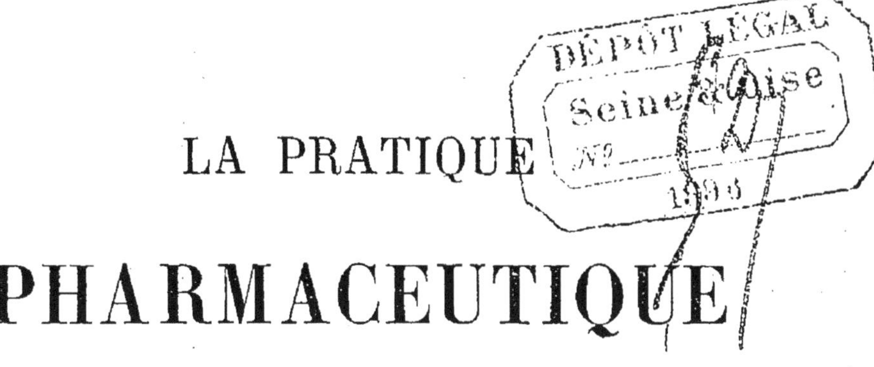

PAR

JULLIARD

PHARMACIEN DE PREMIÈRE CLASSE
PRÉSIDENT HONORAIRE DE LA SOCIÉTÉ DE PHARMACIE DE PARIS
DE LA SOCIÉTÉ DE PRÉVOYANCE DES PHARMACIENS DE LA SEINE
DE LA SOCIÉTÉ MÉDICO-CHIRURGICALE DE PARIS, ETC.

ET

PAUL FUMOUZE

ÉTUDIANT EN PHARMACIE ET EN MÉDECINE

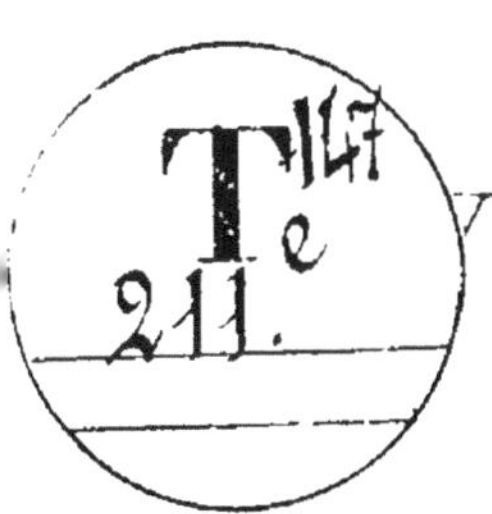

PARIS

VERMOT, ÉDITEUR

20, RUE DU DRAGON, 20

—

LA PRATIQUE

PHARMACEUTIQUE

LA PRATIQUE

PHARMACEUTIQUE

PAR

JULLIARD

PHARMACIEN DE PREMIÈRE CLASSE
PRÉSIDENT HONORAIRE DE LA SOCIÉTÉ DE PHARMACIE DE PARIS
DE LA SOCIÉTÉ DE PRÉVOYANCE DES PHARMACIENS DE LA SEINE
DE LA SOCIÉTÉ MÉDICO-CHIRURGICALE DE PARIS, ETC.

ET

PAUL FUMOUZE

ÉTUDIANT EN PHARMACIE ET EN MÉDECINE

PARIS

VERMOT, ÉDITEUR

20, RUE DU DRAGON, 20

AVANT-PROPOS

Le jeune Paul Fumouze, fils du Secrétaire
du Conseil de surveillance de la Pharmacie
centrale de France, a passé la troisième
année de son stage dans mon officine.

Mon élève avait l'habitude de relever chaque
jour, sur son carnet, les préparations du
laboratoire et les observations auxquelles
elles avaient donné lieu; il prenait également
des notes sur toutes les particularités rela-
tives au régime complet de la maison, aux
rapports des élèves avec la clientèle, ainsi
qu'aux habitudes de précautions et de prudence mises en œuvre pour le service des
ordonnances, etc., etc.

Arrivé à la fin de son stage, Paul Fumouze
me fit part du désir qu'il avait de réunir et

de coordonner ces notes pour en faire un petit opuscule, qu'il jugeait devoir être utile à ses jeunes camarades; mais il ne me cacha pas qu'il préférerait encore me voir assumer la responsabilité de cette publication.

Je me suis donc mis à l'œuvre, en utilisant ses notes et les miennes, et j'ai le ferme espoir que le petit nombre de pages que nous offrons au lecteur sera de quelque utilité aux jeunes pharmaciens et aux étudiants.

Le but de ce travail n'a pas été de faire un ouvrage didactique, car le nombre des formulaires parus est déjà trop considérable pour que nous ayons eu la prétention de composer un ouvrage de cette nature.

En écrivant ces pages, nous avons voulu, en présence de la transformation absolue, complète, radicale, qui s'est opérée dans l'art pharmaceutique depuis vingt à vingt-cinq ans environ, adresser un salut d'adieu à cette vieille pharmacie galénique dont les formules, les manipulations, les préparations, furent pendant des siècles l'apanage de nos prédécesseurs, et qui de réformes en réformes, dont certaines justifiées, il faut le dire, ont fini par être étouffées sous cette avalanche de produits étrangers, aussi inutiles les uns que les autres pour plus des trois quarts, et, pour les trois quarts aussi, d'un emploi incertain, à effet mal étudié, mal connu, et que bien des médecins, désireux de montrer sur leurs ordonnances qu'ils sont au courant des nouvelles inventions, introduisent dans leurs prescriptions par deux et trois à la fois, sans s'inquiéter de savoir s'ils sont solubles ou non, et quels nouveaux produits, dangereux ou non, pourront naître de leur mélange.

Bon nombre de ces produits, parmi les premiers arrivés, ont déjà disparu sans bruit, pour faire place à des nouveaux qui passeront comme eux à leur tour et n'auront eu pour résultat que d'encombrer les armoires et les placards des pharmaciens.

Ayons donc le courage de le dire, la vieille pharmacie n'est pas encore morte et elle sera longtemps encore la base de notre art professionnel, alors que des générations entières des médicaments nouveaux seront absolument oubliées.

Ces considérations suffiraient, à nos yeux, pour justifier la publication de cet opuscule, si, d'autre part, nous n'avions eu aussi en écrivant ces lignes, le vif désir d'inculquer à nos élèves et à nos jeunes confrères une méthode consciencieuse de travail, des habitudes d'ordre et de classement et une volonté ferme de toujours se tenir dans le droit chemin, toutes choses dont mon jeune collaborateur s'est épris et qu'il a jugées, comme moi, dignes d'une utile propagande.

Enfin, nous avons cru qu'il serait aussi de quelque utilité pour les débutants de soumettre à leurs méditations un article que j'ai publié en 1895, sur la classification des formules du Codex. Il ne s'agit pas dans cet article de pratique pharmaceutique, mais d'une de ces chinoiseries de la jurisprudence que le pharmacien rencontre à chaque instant sur son chemin. C'est pourquoi nous l'avons placé à la fin de notre opuscule, sous la rubrique « Annexe ».

PREMIÈRE PARTIE

ORGANISATION D'UNE PHARMACIE

Malgré tout, comme on voit encore de temps en temps quelques ordonnances médicales, comme la physionomie centenaire des pharmacies ne peut pas être modifiée, que les bocaux ou les flacons des rayons ont besoin d'être toujours rangés avec ordre et méthode; que tous les produits et les ordonnances qui les prescrivent doivent être l'objet des mêmes soins, des mêmes attentions, des mêmes précautions, afin d'éviter les erreurs qui doivent nécessairement naître de la confusion et du désordre, nous nous sommes proposé, pour nos élèves nos camarades et pour les jeunes pharmaciens, de décrire d'abord la façon dont une pharmacie bien tenue doit être installée et ordonnée. Nous entrerons ensuite dans un certain nombre de détails pratiques, que nous croyons être un utile complément d'une bonne et sérieuse administration. Enfin, sans vouloir faire de la science, ainsi que nous l'avons déclaré plus haut, nous donnerons quelques exemples d'exécutions difficiles de formules; nous rappellerons quelques-unes des antipathies qui se décèlent quand on mélange certains produits. En dernier lieu, nous tâcherons de dire un mot sur tout ce qui touche à ce qui est véritablement l'art pharmaceutique.

1° Classement.

D'abord, tous les produits qui garnissent les rayons des cases qui divisent l'officine doivent toujours être rangés par groupes. Ainsi, les racines, les semences, les fruits, fleurs, sommités, feuilles, formeront autant de groupes dont les espèces semblables seront placées les unes à côté des autres, de façon qu'on sache tout de suite de quel côté doit se diriger la recherche, lorsqu'un client fait une demande. Les écorces, les résines et gommes-résines, les produits chimiques, seront rangés de la même façon ; et enfin, dans une case spéciale, seront réunies toutes les substances de la matière médicale qui ne sont comprises dans aucune des catégories citées plus haut, telles que fécules, gommes, grenétine, blanc de baleine, sagou, charbons pulvérisés, camphre, lycopode, etc., etc. Un rayon ou deux seront consacrés aux poudriers de 500 grammes, et une petite case sera réservée aux poudres employées par petites quantités et contenues dans des bocaux de 250 grammes.

Puis, sur les rayons du bas, c'est-à-dire sur les tablettes formant le sol des cases ou le plafond des

armoires, sont posés les flacons à étiquettes vitrifiées contenant les différentes eaux distillées, les
alcools à différents degrés, les alcoolats simples ou
composés, les teintures.

Chacun des bocaux ou flacons doit porter un numéro d'ordre distinct, de telle sorte que l'ensemble
des numéros d'ordre forme une série ininterrompue,
dont l'étendue variera suivant l'importance de la pharmacie et le nombre des vases qu'elle contient. Grâce
à cette disposition, si un ou plusieurs élèves descen-
dent, sur le comptoir de service, plusieurs bocaux
pris dans différentes cases, on pourra toujours les
remettre à la place que leur assigne leur numéro.
Chaque fois que l'on prend un bocal ou un flacon sur
son rayon, on doit laisser à sa place sa capsule et
son bouchon, afin de ne pas être exposé à remettre,
par exemple, le bouchon du camphre sur le bocal à
pastilles de Vichy, et réciproquement. Pour plus de
sûreté, le nom du contenu doit encore être écrit sur
le bouchon que recouvre la capsule.

Parlons maintenant des bocaux dont les étiquettes
ne sont pas vitrifiées. Les étiquettes de ceux-ci sont
généralement *à fond blanc* avec lettres noires et
double encadrement de filets dorés. Mais, sur les
vases contenant des produits à effets plus ou moins
actifs, tels que : sel d'oseille, acétate de cuivre, borax, alun, sulfate de potasse, calomel, etc., etc.,
les étiquettes *blanches* sont remplacées par des *étiquettes à fond orange*, avec lettres noires; en outre,
les capsules vernies sont rouges également, au lieu
d'être vertes ou de toute autre couleur. Ces précautions éveillent l'attention.

Pour tous ces bocaux, rangés sur les rayons en première ligne, il n'est pas possible d'adopter l'ordre alphabétique, parce que certains produits qui ne servent que rarement seraient, par leur lettre, sous la main des élèves, tandis que d'autres, qui sont de vente courante, seraient placés sur les rayons les plus élevés.

Derrière chaque bocal ou flacon se trouve une contre-étiquette écrite en français, à la main, laquelle est *vernie* si elle est à l'extérieur, ou simplement *collée* sur le verre dans l'intérieur. Cette contre-étiquette porte le nom français, le prix des poids les plus usités pour la vente. De plus, pour les racines, orges, fleurs, feuilles, écorces, etc., employées en tisane, la contre-étiquette porte l'indication du poids nécessaire pour un litre de tisane, et le mode de préparation : macération, décoction ou infusion de tant de minutes. Ceci est indispensable pour donner des indications conformes et uniformes et éviter les renseignements fantaisistes et contradictoires des élèves.

Derrière chaque rangée de bocaux, il y a généralement un service de petits flacons de 30 à 120 grammes environ contenant une foule de produits nouveaux ou anciens : pilules officinales, capsules, capsulines, dragées, etc., etc. Sur chaque rayon tous ces produits sont rangés par ordre alphabétique, de sorte que l'on sait tout de suite, s'il faut chercher à gauche, au milieu, ou à droite des bocaux rangés sur le rayon en première ligne. Dans tous les services, dans les magasins de réserve, partout et toujours l'ordre alphabétique est observé.

2° Toxiques.

Pour les toxiques, ils sont renfermés dans une ou plusieurs armoires réglementaires fermant à clé. Les plus usités sont tenus dans la pharmacie. Leur approvisionnement se trouve, avec celui des toxiques moins employés, dans une grande armoire à clé constituant la réserve et située en dehors de la pharmacie. Comme toujours, ces médicaments sont classés par ordre alphabétique.

3° Étiquettes.

Le service des étiquettes est installé dans des tiroirs à cases. Ces cases sont toutes disposées par ordre alphabétique.

Le caissier, ou la caissière, a, à sa disposition, les étiquettes blanches, ainsi que les étiquettes non complètes, sur lesquelles il doit ajouter le numéro du livre de formules, le nom spécial du médicament délivré et son mode d'emploi.

Quant aux étiquettes complètes, comme *Alun*, *Eau de Cologne*, *Dentifrices*, *Farine de lin*, etc., etc., sur lesquelles il n'y a rien à écrire, elles sont contenues dans les tiroirs du comptoir de service, sous la main des élèves.

4° Recherche des produits; Répertoires.

Afin de faciliter la recherche des produits dont on a besoin, deux répertoires doivent être établis. Le premier indique les noms, *par ordre alphabétique,* suivis des numéros de la case et du rayon. Les rayons se comptent de haut en bas. Dès lors, on n'a plus qu'à chercher dans les huit ou dix bocaux qui garnissent le rayon, ou bien dans les petits flacons placés derrière les bocaux. Des initiales convenues indiquent que la substance cherchée est dans la pharmacie, ou en dehors, dans les magasins de réserve, où les mêmes indications de cases et de rayons subsistent. Ce répertoire doit être constamment mis à jour, à mesure qu'un nouveau produit entre dans l'officine.

Le deuxième répertoire est établi *par ordre de places :* il nomme tous les bocaux placés les uns à côté des autres, suivant l'ordre du numéro qu'ils portent ; les flacons placés en deuxième ligne, derrière les bocaux, ont la même disposition sur le répertoire ; seulement cette deuxième ligne est indiquée par le signe ' (prime) ; ainsi : Capsules de santal, *case* 5, *rayon* 3' renvoie à la rangée de derrière du rayon 3. Les armoires des soubassements sont indiquées de la même manière, ainsi que les rayons des magasins de réserve. De cette façon, si un élève ou même le chef épuise le contenu d'un flacon ou d'un sac, et que la place reste vide sans qu'on songe à noter le produit pour le remplacer, le deuxième répertoire vous indique qu'entre tel produit et tel autre, se trouvait celui dont la place est vide.

5° Cornets pour la vente.

Afin de ne pas faire attendre le client qui vient chercher pour 10 ou 20 centimes de fleurs, feuilles ou racines, tandis qu'on est en train d'exécuter une ordonnance, une série de cornets tout préparés d'avance sont placés dans ou derrière le bocal, et on remplace chaque matin, ceux qui ont été vendus la veille.

6° Organisation de la cave.

Les produits contenus dans la cave sont disposés dans le même ordre avec le même soin, et répartis dans les *quatre services* suivants : *Sirops* et *Sucs* de fruits — *Vins,* — *Eaux minérales,* — *Divers.* Ce dernier service comprend lui-même certains acides, les alcools, les alcoolats, les éthers, les gommes-résines, les teintures, les huiles, les baumes, les essences, les miels, les pommades, etc., etc.

Dans chacun de ces services tous les produits sont rangés par ordre alphabétique, et leur place indiquée par cases et rayons sur les deux répertoires. Un *cinquième service,* celui de la *verrerie,* comprend une série de cols droits, une de goulots, et une de pots rangés dans de grands casiers par ordre de contenance.

1° Les *sirops* et les *sucs* de fruits sont séparés par des planchettes mobiles, formant cases pouvant s'élargir ou se rétrécir suivant l'importance des approvisionnements. Dans l'épaisseur de la planche qui forme rayon, sont piqués des clous à crochet supportant des étiquettes renfermées entre un petit carré de plomb et un carreau ; ces étiquettes portent le nom du sirop et le prix du litre. Dans l'escalier de la cave se trouve un tableau sur lequel sont indiqués, dans des colonnes, les prix du demi-litre, de la bouteille, demi-bouteille, rouleau, demi-rouleau, kilo, 100 gr. et 30 gr. du sirop dont le prix du litre est indiqué sur l'étiquette de la cave, et répété en haut de chaque colonne du tableau.

2° La même disposition a lieu pour les *vins*, rangés eux aussi par ordre alphabétique.

3° Les *eaux minérales* sont disposées toujours par ordre alphabétique sur un porte-bouteilles en fer de 300 places. Une longue planchette de 10 centimètres de large s'élève le long du porte-bouteilles à un de ses angles, et supporte les mêmes étiquettes que ci-dessus avec le nom et le prix de l'eau. Ces bouteilles étant couchées, on colle sur le fond à chaque livraison, des petites bandelettes de papier répétant le nom de l'eau : de cette façon on n'est pas obligé de sortir de leur place plusieurs bouteilles, afin de voir l'étiquette.

4° Les *divers* sont classés par catégories et par ordre alphabétique dans chaque catégorie, absolument comme les parties composantes des trois services précédents.

Toutes ces dispositions dont nous venons de parler ont pour but d'habituer les élèves à avoir de l'ordre et de la méthode ; elles ont aussi pour résultat d'accélérer le service du client, toujours pressé.

Ajoutons que le plan de la cave, avec les divisions et les noms des passages ménagés entre les différents services (que nous appelons des rues), doit être annexé au deuxième répertoire.

Telle doit être d'une façon générale l'organisation d'une pharmacie sérieuse et bien gouvernée.

DEUXIÈME PARTIE

SERVICE DU PUBLIC

Ce premier point de l'installation et de la disposition d'une pharmacie étant bien indiqué et bien décrit, nous allons maintenant nous occuper du service du public et de l'exécution des ordonnances.

1° Préparation du service de la journée.

Nous n'avons pas à parler du balayage, du nettoyage des comptoirs, des carreaux et des glaces, qui sont les mêmes partout. Ce premier travail une fois terminé, on remplace les cornets de fleurs, feuilles et racines vendus la veille ; on donne au garçon de laboratoire la liste des vases également employés la veille, afin qu'après les avoir rincés et égouttés il les remette en place par ordre de contenance, et munis d'un cornet de papier afin d'éviter la poussière. Enfin on remplit les bocaux qui ont été vidés et retournés sur leur rayon. En un mot, on prépare le service de la journée.

2° Devoirs du premier élève.

Avant de poursuivre notre exposé concernant le service du public, nous devons maintenant dire quelques mots des devoirs du premier élève, qui sont en même temps ceux du pharmacien sans élève ou de l'unique élève dont se contentent beaucoup d'autres pharmaciens.

Les avantages de tout genre, attachés à la position d'un premier élève, la haute confiance dont elle l'investit, la responsabilité qu'elle entraîne, le peu de temps enfin qui reste encore à s'écouler avant la fin de ses études pratiques ; tout lui fait un devoir de développer dans ces nouvelles fonctions, tout le zèle, l'intelligence et l'application dont il se sent capable.

Ces fonctions sont importantes et variées. Elles s'étendent à la fois, à tout ce qui concerne l'officine, le service public et à tous les détails intérieurs de l'établissement. Aussi ne parviendra-t-il à remplir cette triple attribution, qu'au moyen d'une distribution judicieuse de ses travaux, de l'emploi de son temps et à l'aide de la bonne direction qu'il saura donner aux travaux de ceux qui l'entourent et qui lui sont subordonnés.

Dans ce qui concerne l'officine, son premier devoir est de tenir la main à l'ordre général et à la propreté, qui sont pour le public le témoignage sensible de la bonne tenue d'un établissement. Il doit ensuite veiller à ce que l'officine soit pourvue de tout ce qui est nécessaire pour le service habituel.

Le premier élève s'assurera de la bonne qualité de tout ce qui est destiné à remplir les vases et tiroirs vidés la veille : il habituera les élèves à noter les approvisionnements à faire, les préparations à renouveler, et, pour le reste, il en référera au chef, que regardent seul notamment l'administration et la comptabilité.

Le service du public est, sans contredit, la plus importante des fonctions de l'élève et, d'une manière générale, de celui qui dirige une pharmacie, quel que soit son titre.

Ce service peut se diviser en deux séries : 1° la préparation des médicaments que l'on prépare chaque jour à la même heure, et que l'on nomme « *médicaments à l'usage* », parce qu'ils font partie du régime prescrit au malade par le médecin; 2° l'exécution des ordonnances.

3° **Préparation des médicaments à l'usage.**

Ces médicaments sont représentés par les tisanes, les sucs d'herbes, les petits laits, les bouillons médicinaux, les apozèmes, etc., etc. Le premier élève doit veiller à ce que ces médicaments qui se préparent le plus souvent au laboratoire, soient identiques dans leur composition comme dans leurs qualités apparentes et surtout qu'ils soient distribués régulièrement à l'heure indiquée. Un tableau des médicaments à l'usage, rédigé par lui-même et constamment à jour, doit être habituellement sous ses yeux, attendu qu'il est spécialement responsable de tout ce qui se rapporte à cette partie du service.

Nous devons dire ici, avant d'aller plus loin, que, si

les principes indiqués dans cette première partie du service public subsistent toujours, il n'en est plus de même aujourd'hui de leur exécution. Les tisanes se font dans les ménages, les apozèmes et les petits laits ne se prescrivent que très rarement et exceptionnellement ; les sucs d'herbes ne sont plus nommés dans les pharmacies que pour mémoire. Les progrès de la science, les nouvelles découvertes et surtout l'invasion des produits allemands ont tracé une nouvelle voie à l'art médical et lui ont mis en main de nouvelles armes pour combattre les nombreux et quelquefois terribles assauts que subit la déesse Hygie, chaque fois que sous l'influence d'une cause morbide quelconque l'équilibre des fonctions humaines se trouve rompu.

4° Exécution des ordonnances.

Les médicaments magistraux de la deuxième série sont ceux que l'on prépare à chaque instant sur la demande des malades, et d'après la formule écrite des médecins. Après avoir lu attentivement l'ordonnance présentée par le client, on lui demande s'il faut l'exécuter en entier, car souvent le client ne veut pas prendre tel ou tel médicament prescrit. On met alors devant celui-ci une croix pour indiquer qu'il ne faut pas le préparer, puis on inscrit au bas de l'ordonnance le nom et l'adresse du malade. Lorsqu'une préparation semble devoir dépasser un prix moyen ordinaire, on doit en prévenir la personne afin d'éviter les surprises et les discussions. Quelques grincheux pourront se formaliser de cet avertissement et demanderont si l'on pense que l'on n'ait pas de quoi payer, mais ce cas se présentera rarement, et généralement, au contraire, on remerciera le pharmacien et on demandera de ne faire que la moitié ou le tiers. On inscrit ensuite, sur un agenda spécial, la commande avec le nom du client et les numéros du livre de formules dont nous parlerons tout à l'heure. Si le client doit revenir, on l'indique par un V; si au contraire, on doit envoyer, c'est un E qui remplace le V, et l'on fait suivre de l'heure, si le client l'a indiquée. Suivant l'importance ou la difficulté de la préparation, le premier élève doit ou s'en réserver l'exécution à lui-même, ou bien la confier à un autre élève, en lui donnant toutes les indications convenables.

La préparation étant achevée, il s'assure qu'elle a été faite exactement, en examinant le produit et en demandant, avec l'ordonnance sous les yeux, à l'élève qui l'a exécutée, de répéter de mémoire ce qu'il y a mis. C'est alors qu'il copie cette formule sur un livre particulier avec le mode d'emploi et le prix, qu'il la numérote, qu'il y applique le timbre de la maison et qu'il indique sur ce livre le nom et l'adresse du client. A la fin de ce livre-copie, on établit une table alphabétique, qui comprend aussi le nom et l'adresse, et à la suite, tous les numéros qui ont été exécutés pour la même personne. Cette table est d'un grand secours pour retrouver sur le livre la formule redemandée par un client qui a perdu l'ordonnance, cassé le flacon ou enlevé l'étiquette. Avant d'introduire quoi que ce soit dans un goulot, col ou bouteille, la plus élémentaire des précautions oblige l'exécutant à essayer le bouchon préalablement ; l'utilité de cette mesure saute trop aux yeux pour qu'on ne l'adopte pas d'emblée. Si l'on veut boucher un flacon plein d'acide phénique ou d'essence de térébenthine et que le bouchon soit trop petit ou trop gros, ou bien il faut le jeter, ce qui devient coûteux, ou bien il faut le remettre dans le tiroir tout infecté d'odeur, et on est dès lors exposé à le mettre sur un flacon contenant de l'eau de fleur d'oranger, ou un sirop, ou un produit inodore et non sapide. L'étiquette que l'on place sur les vases doit autant que possible, dans une rédaction claire et courte, répéter le mode d'emploi indiqué sur l'ordonnance ; de même doit-on faire sur le fond blanc des boîtes de pilules, poudres, etc.[1]. On ne saurait être trop pénétré de l'importance du contrôle dont il a été parlé tout à l'heure, tant pour la sécurité du malade que dans l'intérêt de l'établissement ; mais pour qu'il conserve toute son utilité, il est essentiel qu'il ne soit jamais exercé que par la même personne, le chef ou le premier élève, et qu'il ne se glisse jamais la moindre erreur dans son exécution.

Aussitôt qu'une ordonnance est terminée, on met la prescription sous enveloppe et, si elle doit être envoyée, on prend le double de la facture sur le livre de caisse ; les prix ne sont ressortis dans la colonne d'addition que si le client a payé ; sinon, il

---

1. Il arrive souvent que l'on prenne en même temps farine de lin et farine de moutarde; afin de les distinguer, on met la farine de lin dans des sacs blancs, et la farine de moutarde dans des sacs jaunes.

est porté au livre de débit. Si le client doit revenir, on pose sur une tablette *ad hoc*, les flacons, boîtes, etc., avec l'ordonnance et une pièce de caisse indiquant le nom et les différents objets avec leur prix. Cette pièce sert à inscrire la vente, sans recherche et sans oubli. Tout ce qui a été vendu à la même personne et inscrit sur le livre de caisse, se trouve encadré par un petit trait, même pour un seul article. De cette façon, et en cas de recherche, on trouve immédiatement ce que le client désire renouveler. Sur la gauche encore de ce livre de caisse, se trouvent une petite colonne pour inscrire les verres rendus, et une plus large où sont ressortis les numéros du livre de formules. Ces numéros sautent ainsi très facilement aux yeux.

Toutes les mesures sont prises, on le voit, pour que le public soit promptement servi et pour faciliter les recherches que l'on peut avoir à faire.

Voici maintenant quelques données sur cette partie de la pharmacie (pharmacotechnie magistrale) qui a rapport à l'exécution des formules extemporanées, et qui, bien que susceptibles d'exceptions et de modifications nombreuses, peuvent néanmoins se réduire aux préceptes suivants :

1° Présenter le médicament dans le meilleur état de conservation et d'activité, ainsi que sous la forme la plus commode et la plus durable ;

2° Lorsque dans un composé, la formule laisse la dose de quelque substance à l'arbitraire du pharmacien, n'employer de cette substance que la quantité strictement nécessaire, afin de ne pas augmenter sans nécessité le poids ou le volume du médicament ;

3° Lorsque l'excipient est indéterminé, choisir la substance dont la propriété se rapporte le mieux à celle de la base principale du composé ;

4° Préférer toujours le mode opératoire qui doit donner au médicament le moins de volume, le rendre plus agréable à l'œil, moins repoussant au goût et à l'odorat, et plus facile à conserver ;

5° Approprier les ustensiles à la nature des corps sur lesquels ils doivent agir, afin d'éviter la réaction naturelle des uns sur les autres ;

6° Approprier la nature des vases où l'on renferme les médicaments, ainsi que leur capacité, à la nature et à la quantité des substances qu'ils doivent contenir ;

7° Dans un mélange de poudres de densités différentes, triturer et étendre par petites portions la plus lourde dans la plus légère ;

8° Dans un mélange de liquides de densités différentes, ajouter par fractions le plus léger au plus lourd, et successivement, à mesure que le mélange partiel est complètement opéré ;

9° Dans tout mélange de corps de consistances diverses, ramener le plus dur, par des moyens appropriés, à la consistance des plus mous, avant de mêler les uns et les autres ;

10° Dans tout mélange, la première condition à rechercher est la parfaite homogénéité de la masse ;

11° Dans un liniment où se trouvent réunis de l'ammoniaque, de l'alcool et un corps huileux, il faut former en premier lieu le savonule ammoniacal et le dissoudre ensuite dans le liquide alcoolique ;

12° Pour qu'une potion gommo-huileuse présente l'aspect d'une émulsion et se conserve sans se séparer, bien des moyens ont été indiqués et essayés ; voici celui que nous avons toujours employé avec un plein succès : d'une part, on met la gomme dans le mortier et on y passe le pilon pour écraser les grumeaux ; d'autre part, on pèse dans un pot le sirop, l'huile, et une *très petite* quantité d'eau aromatique ou autre, et on jette brusquement ce mélange sur la gomme. En quelques coups de pilon, l'opération est terminée, et on ajoute l'eau peu à peu en continuant de remuer.

5° Devoirs des élèves: leurs attributions.

Bien que chaque élève ait ses attributions bien définies par les indications que lui assigne le règlement de la maison, ils sont tous subordonnés les uns aux autres suivant le rang que leur donne leur fonction ; mais ils se doivent tous réciproquement les égards et la condescendance qui caractérisent des personnes bien élevées et de bons condisciples. Ils ne doivent pas non plus oublier que toutes les parties du service sont du ressort de chacun d'eux, et que personne ne doit se refuser à un travail quelconque, lorsqu'il est commandé par les circonstances.

L'élève du laboratoire exécute les préparations officinales d'après les formules qui lui sont remises par le chef.

Il inscrit, chaque jour, sur une ardoise, les préparations officinales qui tirent à leur fin, et qu'il doit exécuter dans un court délai. Il tient un journal, sur lequel il inscrit jour par jour les opérations qu'il exécute, leur formule, les doses employées, la quantité des produits obtenus, ainsi que les observations auxquelles elles ont donné lieu.

Il ne met en place aucune préparation officinale sans l'avoir fait examiner et accepter par le chef. Il a la surveillance des caves et des magasins ; il exécute tout ce qui est de son ressort dans les préparations magistrales, et le remet à la pharmacie dans un vase convenable et avec une étiquette provisoire.

Le second élève aide et supplée le premier dans toutes les parties du service. Il est spécialement chargé de tenir au complet les vases, bocaux, boîtes et tiroirs de la pharmacie ; il est chargé de l'approvisionnement et de la distribution des eaux minérales.

Le troisième élève est particulièrement chargé du soin des ustensiles à l'usage de la pharmacie et de tenir au complet : les armoires à la verrerie, lavée tous les matins pour le service du jour : les cornets destinés à recevoir les feuilles, fleurs, pâtes, pastilles, etc., vendues au détail; enfin, les cornets de 10, 15 ou 20 centimes faits à l'avance, et l'approvisionnement des flacons de glycérine, arnica, extrait de Saturne, etc., etc., préparés pour la vente extemporanée.

Lorsqu'il reçoit de l'alcool, il doit vérifier le degré indiqué, au moyen de la formule de Francœur modifiée et des tables de correction qui se trouvent dans les préliminaires du Codex. Le degré doit toujours être lu au-dessous de la ligne de flottaison, afin d'éviter les erreurs de capillarité.

Il doit également s'assurer que le distillateur, en livrant un alcool ayant un degré supérieur à 90°, n'a pas exagéré la surforce. Afin de ne pas payer de l'eau à raison de 3 fr. 25 le litre, on fait le calcul suivant :

On multiplie le nombre de litres livrés par le chiffre représentant le nombre de degrés supérieur à 90°, qui est le degré sur lequel est établi le cours de l'alcool, puis on divise le produit par 90. Le quotient exprime le nombre de litres d'eau à ajouter à la quantité livrée. Exemple : On livre 98 litres d'alcool à 94° centésimaux ramenés à la température de 15°. Nous avons 4° en plus de 90°. On multiplie 98 par 4 ; le produit, 392, divisé par 90, donne 4^l,35 qui, ajoutés aux 98 litres d'alcool à 94°, donnent 102^l,35 qu'il y aura à payer au cours de 90°. Cette formule empirique est expéditive, très commode et très exacte.

On peut l'employer pour ramener l'alcool livré à n'importe quel degré, en ayant soin de prendre alors pour diviseur le nombre représentant le degré auquel on veut ramener l'alcool ; exemple : 50 litres d'alcool à 95° sont multipliés par 5 $=$ 250. Si l'on veut de l'alcool à 60°, on divise 250 par 60, et le quotient, 4^l,16, indique le volume d'eau qu'il faut ajouter aux 50 litres d'alcool à 95° pour les ramener à 60°.

Les dispositions précédentes ont pour objet d'établir l'ordre et la responsabilité dans les différentes parties du service plutôt que de déterminer le cercle des devoirs qui sont imposés à chaque élève et dans lequel on aurait le plus grand tort de vouloir se renfermer en s'appuyant sur le texte du présent règlement.

Nous ne pouvons donner aucune règle à suivre pour l'établissement des prix de vente de tout ce qui sort d'une pharmacie, ces prix devant, selon nous, être établis d'après un tarif raisonné, tenu toujours à jour pour les nouveaux produits et les variations des prix de revient.

TROISIÈME PARTIE

EXAMEN CRITIQUE

DE QUELQUES FORMULES DU CODEX

Toutes les indications ayant été données dans la première partie, toutes les précautions à prendre bien indiquées dans la deuxième partie, nous allons maintenant examiner un certain nombre de formules du Codex qui appellent une légère critique.

1° Chocolat ferrugineux.

Dans le chocolat ferrugineux, on a substitué le sous-carbonate de fer, sel indigeste, lourd, insoluble, improprement appelé ainsi, à la limaille de fer. Si on ne voulait plus de cette limaille, le fer réduit, plus tendre, plus soluble et attaquable par les acides de l'estomac, eût été d'autant plus préférable qu'il n'avait rien à craindre de l'action de l'air au milieu de la masse grasse et protectrice du beurre de cacao.

2° Collodion.

La dose de fulmicoton du Codex nous paraît un peu forte et donne un produit un peu trop épais. Il nous paraît que 3 grammes au lieu de 5 grammes pour la dose du Codex serait bien suffisant. Il y a un certain nombre d'années, un élève a proposé de ne pas faire le mélange d'alcool et d'éther, mais de mouiller d'abord la pyroxyline avec l'alcool, puis d'ajouter l'éther. Cette modification est très heureuse, car la dissolution du coton-poudre est beaucoup plus active.

3° Eaux distillées (leur conservation).

Pour conserver les eaux distillées aromatiques, il faut les maintenir couchées, à la cave, dans des bouteilles de Saint-Galmier ou d'autres bouteilles de même contenance, et n'en monter qu'une à la fois à la pharmacie, pour remplir le flacon lui étant destiné.

4° Eau de fleurs d'oranger.

A propos des eaux distillées, nous croyons utile d'indiquer un procédé très simple et d'une exécution instantanée pour reconnaître l'eau distillée de fleur d'oranger.

Il y a dans le commerce trois sortes d'eaux de fleurs d'oranger : celle qui provient de la distillation des fleurs fraîches ; celle que l'on obtient en distillant de l'eau sur les feuilles et les fruits verts (c'est celle que vendent généralement les épiciers dans des flacons appelés sacoches et enveloppés dans du papier dentelé), et, en troisième lieu, de l'eau fabriquée artificiellement avec le néroli et la magnésie, puis filtrée. Gobley avait composé un mélange d'acide sulfurique, d'acide azotique et d'eau, dont quelques gouttes coloraient en rose l'eau véritable, et n'agissaient pas sur les autres. Mais cet essai n'avait de valeur que sur l'eau distillée fraîchement. Au bout de quelque temps, la coloration n'avait plus lieu.

Voici le procédé imaginé par nous. Pendant la distillation, la plus grande partie de l'essence de la fleur subit une altération qui en change la nature et la transforme en un produit qui a reçu le nom de néroli, et que l'on recueille à part. L'autre partie reste en dissolution et sans altération dans l'eau distillée.

On traite une trentaine de grammes de cette eau par 15 grammes environ d'éther. On agite violemment à plusieurs reprises. L'éther s'empare de toute l'essence contenue dans l'eau ; après repos, la séparation en deux couches se produit ; on l'accélère si cela est nécessaire par l'addition de quelques gouttes d'alcool ; on retourne lentement le flacon, le goulot en bas, et on laisse échapper avec précaution toute l'eau ; puis on recueille l'éther dans une capsule, après son évaporation spontanée, que l'on hâte en agitant et en soufflant sur la couche d'éther. L'essence demeure dans la capsule, et l'on perçoit la même odeur que si on avait le nez dans un bouquet de fleurs d'orangers fraîches ; c'est délicieux. Si l'eau a été faite avec les feuilles, l'odeur est nulle ou désagréable, et quand on l'a fabriquée avec le néroli, on retrouve très nettement cette odeur.

5° Eau de menthe.

Lorsqu'en hiver on a épuisé son eau de menthe, on peut en distiller sur de la menthe sèche à la dose de 215 grammes en remplacement de 1000 grammes de fraîche. Cette eau est très aromatique.

6° Élixir de pepsine.

Dans l'élixir de pepsine, la préparation n'est pas la même, faite avec la pepsine amylacée ou la pepsine extractive, et selon que le pharmacien l'aromatisera avec une essence de son choix, elle différera de tous points dans les différentes officines ; aussi le client ne saura plus laquelle sera la bonne.

7° Emplâtres.

Dans l'article que nous avons publié, en 1876, dans l'*Union pharmaceutique*, numéro d'octobre, nous signalons la confusion qui existe entre la poix de Bourgogne et la poix blanche, employées indifféremment par le Codex de 1866, dans la formule des emplâtres ; la première non amère, incomplètement soluble dans l'alcool à 90° ; la seconde amère, moins aromatique et tout à fait soluble dans ce menstrue. Le Codex dé 1884 indique encore la poix de Bourgogne dans l'emplâtre céroëne et celui de Bourgogne ; mais il indique la poix blanche dans l'emplâtre de ciguë, et celui de diachylon gommé. Or, comme cette dernière n'est point indiquée dans la nomenclature des substances tirées des animaux ou des végétaux, on doit en conclure que le Codex continue à prendre ces deux produits l'un pour l'autre, et à les regarder comme identiques.

8° Espèces pectorales.

On a eu tort d'appliquer à la fois le nom d'espèces pectorales aux fleurs et aux fruits ; le public ne demandera jamais autre chose que des quatre fruits pectoraux.

9° Glycéré d'amidon.

Dans la formule du glycéré d'amidon, on n'indique pas la nature de l'amidon à employer. Si l'on emploie de l'amidon de maïs, le glycéré se liquéfie en sirop en quelques jours ; avec l'amidon de blé, il se maintient en gelée ferme.

10° Huile de croton.

Dans la préparation de l'huile de croton, le Codex fait préalablement laver les graines avec de l'alcool ; a-t-il raison, a-t-il tort ? Il existe sur ce sujet un profond désaccord entre les auteurs. Le *Dictionnaire des falsifications*, de Chevalier, affirme la solubilité de l'huile de croton dans l'alcool à 40° Baumé ; le Collège de Dublin la nie. Nous ne rapporterons pas ici les opinions des divers auteurs, qu'on trouvera dans notre article publié en 1881. Disons seulement que de l'huile de croton préparée par nous, il y a 7 ou 8 ans, au moyen du traitement par l'éther seul, est en ce moment prise en masse, insoluble à froid, mais soluble à chaud, dans l'alcool à 90°, tandis qu'un autre échantillon provenant d'une importante et honorable maison de droguerie, n'est soluble ni à froid ni dans l'alcool bouillant à 90° et à 95°. En présence de ces résultats, il vaut peut-être mieux, comme nous l'avons indiqué, laver à deux reprises les semences avec de l'eau, puis les faire sécher, avant de les pulvériser pour les traiter par l'éther.

11° Huile de camomille.

Dans la préparation de l'huile de camomille, la digestion au bain-marie n'introduit dans l'huile qu'une partie de l'essence; l'autre partie est évaporée. L'addition d'huile volatile dans celle d'olive aurait, ce nous semble, donné une huile toujours dosée, toujours identique et pouvant être préparée instantanément.

12° Limonade purgative au citrate de magnésie.

La limonade purgative du Codex n'est pas une préparation officinale. Dans l'esprit du Codex, elle doit être préparée extemporanément; dans ces conditions, il n'y a aucune précaution à prendre pour la conserver, mais il est d'usage dans les officines d'en avoir toujours quelques-unes préparées à l'avance, et alors il se forme toujours un dépôt blanc plus ou moins volumineux au fond de la bouteille. Il a été proposé pour conserver ces limonades, différents moyens consistant surtout en l'addition de sels qui arrivaient à en dénaturer absolument la composition. Nous conservons ces limonades un nombre infini de mois, sans aucun dépôt, en les renfermant bouillantes dans les bouteilles. Nous avons fait part de ce procédé à la Société de Pharmacie, et nous avons montré une limonade parfaite, faite depuis quatre mois.

13° Mucilage de coing.

Ce mucilage, sujet à moisir, se conserve bien par l'addition de quelques gouttes d'alcool.

14° Papier goudronné.

Dans cette préparation, le papier, qui se déchire dès le premier jour, devrait être remplacé par de la toile ou du calicot lustré, puisqu'on doit le laisser plusieurs jours sur la peau.

15° Pâtes pectorales.

L'indication du Codex de couler les pâtes dans des moules enduits d'huile d'amande douce, nous semble défectueuse, surtout pour la pâte de jujubes, dont on finit la dessiccation à l'étuve, où l'huile est chauffée sous la pâte. Quoi qu'on fasse, en essuyant ces pâtes avec un papier non collé, elles conservent toujours un léger goût désagréable d'huile rance, ce qui n'a pas lieu lorsqu'on les coule sur des moules bien nettoyés et que l'on a passés au mercure. (La pâte de guimauve se coule sur du sucre en poudre.)

La pâte de réglisse faite avec le glycyrrhizate d'ammoniaque est bien plus douce et plus aromatique qu'avec le suc de réglisse (sucre noir), toujours mélangé de fécule, à moins que l'on n'emploie l'extrait aqueux de réglisse.

16° Onguent napolitain.

La préparation de la pommade mercurielle double, dans laquelle l'extinction du mercure demande toujours beaucoup de temps, a donné lieu à des centaines de formules ayant toutes pour but une extinction plus rapide. On a indiqué tour à tour le styrax, la térébenthine et son essence, le baume du Pérou, l'éther, etc., etc. En 1892, le *Journal de Pharmacie et de Chimie* publiait une formule de Bornträger indiquant 1 gramme de sublimé corrosif pour 1 kilo de mercure et 1 kilo d'axonge. Nous avons essayé ce procédé, qui en effet réussit assez bien; mais il nous paraît un peu osé, car il semble que l'addition du sublimé puisse présenter un certain danger. Bien que, en présence d'un grand excès de mercure, le sublimé se trouve transformé en calomel, c'est toujours un corps étranger très actif que l'on introduit dans la préparation; aussi cette modification doit-elle être rejetée. Nous faisons cette pommade avec 500 grammes de mercure, 100 grammes de lanoline, 200 grammes d'axonge benzoïnée et 200 grammes de la même axonge que nous avons chauffée jusqu'à dégagement d'acroléine, 8 à 10 jours avant de commencer l'opération ; on triture le mercure avec la lanoline, on ajoute peu à peu l'axonge brûlée, et quand le mercure est éteint, on incorpore les 200 grammes d'axonge benzoïnée.

17° **Pommade rosat.**

Cette pommade, même avec la cire blanche et l'huile d'amande douce, rancit encore assez promptement. Nous obtenons une pommade de conservation constante et ne rancissant jamais avec : cire blanche, 100 grammes ; vaseline blonde citron, 150 gr. ; carmin délayé dans un peu de vaseline liquide, $0^{gr},75$; essence de rose, 8 gouttes. Cette formule est pour la vente au détail. Pour les petits bâtons, les doses sont modifiées ainsi qu'il suit :

Cire blanche......................	60 grammes.
Vaseline blonde...................	50 —
Carmin délayé dans un peu de vaseline liquide......................	0 gr. 90
Essence de rose..................	VIII gouttes.

pour couler dans des petits moules en cuivre donnant avec ces proportions 32 bâtons, à 0 fr. 10, de très bonne consistance pour les lèvres.

18° **Potion gazeuse.**

Il nous semble que l'indication du Codex de faire le mélange dans un verre doive être rejetée, parce que fatalement une partie du gaz est perdue pour l'estomac. Le second mode d'emploi est le seul pratique ; mais, en raison des acides déjà contenus dans l'estomac, la potion acide n° 2 devrait être prise la première et la potion alcaline ensuite.

19° Poudre de camphre.

Quel que soit le moyen employé pour obtenir le camphre en poudre, nous avons remarqué qu'au bout d'un certain temps, il se tassait et s'agglomérait en grumeaux très durs et extrêmement difficiles, quelquefois même impossibles à écraser sous les doigts. Nous obtenons cette poudre de la façon suivante. On écrase le camphre dans un grand mortier de marbre à grands coups de pilon de bois, en l'arrosant peu à peu avec de l'alcool à 90°, et on arrive ainsi peu à peu à former une pâte un peu molle, comme la pâte de guimauve prête à couler en moules ; 25 centilitres d'alcool suffisent pour 2 kilos de camphre. On laisse ce camphre une nuit entière en l'état et recouvert d'un torchon. Ce laps de temps est nécessaire pour bien assurer l'absorption de l'alcool par les petits grumeaux de camphre qui n'auraient pas été écrasés par le pilon. Le lendemain on gratte avec une large spatule la surface de cette pâte, devenue plus dure par l'évaporation de la majeure partie de l'alcool, et on l'étale en une couche mince sur une large feuille de papier, afin d'opérer la dessiccation complète ; puis on le passe au moyen d'un pulpoir en bois au travers d'un tamis de crin n° 1 (100 mailles) ou n° 0 (120 mailles), selon la finesse de la poudre que l'on veut obtenir. Jamais cette poudre ne se remet en grumeaux.

20° Sirop de baume de Tolu.

Il est de notoriété que la digestion du baume de Tolu dans l'eau est loin d'épuiser, même avec les deux opérations successives, tous les principes du baume de Tolu. On sait en effet que Soubeiran a prouvé que le baume de Tolu, traité plusieurs fois, pouvait donner de nouveau sirop. On a cherché beaucoup à perfectionner la formule. On a employé l'ouate, on a distillé de l'alcool et de l'eau sur le baume, on l'a triturée avec de la sciure de bois bien lavée, etc. On a constaté encore qu'il arrivait quelquefois que le sirop sentait le gaz ou la benzine au bout de quelque temps de préparation. Nous faisons ce sirop d'après la vieille formule de Virey, qui est la suivante et qui donne un sirop très aromatique, ne sentant jamais la benzine, et qui d'après l'auteur est beaucoup plus chargé que celui du Codex.

Teinture de tolu du Codex........ 576 grammes.
Eau distillée.................... 4 kil. ou litres.

Versez peu à peu l'eau dans la teinture en ayant soin d'agiter vivement, laissez déposer pendant 24 heures, jetez le tout sur une passoire fine, et remuez vivement avec q. s. de charbon animal ; le lendemain, jetez plusieurs fois sur un filtre, jusqu'à ce que la liqueur passe aussi claire que l'eau distillée ; et, avec huit kilos de sucre, faites, par simple solution, un sirop qu'il suffira de passer sur une étamine blanche.

21° Sirop de codéine.

Dorvault, dans son officine, a le tort de conseiller, d'après certains auteurs, de triturer la codéine avec l'acide acétique ou l'acide citrique, pour faire le sirop de codéine. Cette manière de procéder a l'inconvénient très grave de transformer ce sirop, qui doit avoir une réaction alcaline, en un sirop acide. Et s'il se présente une ordonnance à exécuter, prescrivant un mélange de sirop de codéine et de sirop de violette, on aura un sirop d'un beau rouge cerise au lieu d'avoir un sirop vert émeraude. Le fait s'est présenté dans notre pharmacie, avec un élève qui avait l'habitude, chez son premier patron, de faire le sirop selon la formule Dorvault, et en avait ainsi préparé en notre absence. Heureusement, de retour avant l'arrivée du client, qui avait l'habitude d'avoir toujours chez nous son sirop vert, nous refîmes la préparation ; car il nous aurait été impossible de faire comprendre au client qu'un sirop rouge et un sirop vert étaient exactement le même sirop.

22° Sirop des 5 racines.

La recommandation de filtrer la première infusion au papier est presque impossible à exécuter. Cette difficulté est due sans doute à la présence de la matière sucrée de l'ache ou de l'asparagine, soluble à chaud, insoluble à froid ; du stéaroptène de l'essence de fenouil ; de l'apiine du persil qui sé prend en gelée par le refroidissement, et enfin de la substance qui dans le petit houx sert à faire la glu.

Le repos suffisamment prolongé, avec décantations successives, nous semble être le meilleur moyen d'obtenir la clarification ; on termine ensuite le sirop au moyen du filtre Desmarets.

23° Sirop d'écorce d'orange amère.

La liqueur, préparée comme l'indique le Codex, est excessivement longue, et presque impossible, à filtrer, à cause de la matière amère et de l'albumine végétale, contenues dans la partie blanche charnue qui se trouve entre l'écorce extérieure et la pulpe acide et sucrée ; à cause aussi de l'hespéridine, espèce de résine cristallisable, insoluble. Ces différentes substances donnent à la liqueur l'aspect d'une gelée tremblotante. Au lieu donc de la filtration, si difficile et si longue, nous procédons à des décantations successives ; et avant de faire le sirop, nous portons, pendant quelques minutes, la liqueur à une température de 80 à 85°. Nous la passons à l'étamine, et nous terminons le sirop.

Certains pharmaciens préparent leur teinture d'écorce d'orange amère avec des orangettes, et font leur sirop d'écorce avec cette teinture et du sirop de sucre. Cette façon de faire est très blâmable sous tous les rapports. Ayant à exécuter une ordonnance prescrivant sirop d'écorce d'orange amère et perchlorure de fer, on eut soin de prévenir la cliente de ne pas s'étonner si son sirop devenait noir. Mais, comme elle avait l'habitude, à son domicile précédent, d'avoir ce sirop jaune doré, elle nous renvoya le nôtre et ne l'accepta qu'à contre cœur, malgré l'assurance que nous lui donnâmes que notre sirop était correct, tandis que l'autre était mal fait.

Ces deux exemples, qui peuvent être corroborés par beaucoup d'autres, suffisent pour prouver, d'une façon topique, combien il est important de toujours se conformer aux formules du Codex.

24° Sirop d'espèces pectorales.

Il en est de même pour ce sirop. L'infusion des plantes pectorales est beaucoup trop mucilagineuse pour être filtrée, et il faut encore avoir recours au repos et aux décantations.

25° Sirop de gomme.

Nous avons adopté une petite modification dans la préparation de ce sirop. Habituellement on met le sucre dans la solution de gomme non passée, on fait le sirop au bain-marie et on le passe au blanchet, opération longue à faire pour que le sucre soit bien dissous à la température du bain-marie ; enfin le sirop est jeté sur une étamine.

Ce procédé est défectueux. En effet, le sirop, pas assez chaud, passe très lentement, on est même obligé de le passer avec expression et on a alors un produit un peu lactescent ; ce n'est qu'au bout de quelques jours qu'il finit par s'éclaircir.

Dans notre mode d'opérer, nous passons la solution de gomme dans un torchon, au-dessus d'une terrine, destinée à recevoir également le sirop de sucre bouillant et cuit à 33° du pèse-sirop ; on opère le mélange immédiatement en remuant avec une spatule de bois, et on obtient un produit très beau, très clair et ne fermentant jamais.

Voici la formule :

Gomme...............................	1 kilo
Eau distillée........................	1 — 500

faites dissoudre la gomme, passez.

D'autre part :

Sucre...............................	6 kil. 700
Eau	3 — 500

faites un sirop, cuit à 33° bouillant du pèse-sirop.

26° Sirop d'iodure de fer.

Ce sirop, malgré tous les procédés indiqués pour l'empêcher de se colorer, est d'une conservation très difficile. Pour obvier à cet inconvénient, nous faisons à part le mélange des deux sirops, et nous tenons dans dix petits flacons de 15 gr., jaunes, quatre fois et demie la dose d'iodure du Codex, dont nous complétons le poids de 100 gr. avec de la glycérine, de sorte que chaque flacon contient 10 gr. du mélange et est fini de remplir avec de la glycérine. Nous introduisons dans chacun d'eux un petit morceau de tournure de fer, et nous tenons les flacons bien pleins et bien bouchés, debout, afin que le bouchon ne soit pas en contact avec la solution. Chaque flacon est destiné à faire une demi-bouteille (445 gr. environ). Il est entendu que la tournure de fer est mise hors du sirop[1]. Un de nos plus distingués confrères nous a affirmé qu'en remplaçant le sirop de gomme par du sirop de sucre, le sirop ne se colorait jamais. Je n'ai pas essayé cette substitution ; mais alors on sort de la formule du Codex.

27° Sirop de limaçons.

Ce sirop, préparé avec soin, se conserve bien, et fort longtemps, quoi qu'on en ait dit. 200 petits escargots noirs et 50 gros, blanc grisâtre, m'ont donné 750 gr. de chair, privée des intestins et de la partie noire.

28° Sirop de quinquina.

La préparation de ce sirop est assez étrange, et les conséquences en sont assez compliquées. En effet, en traitant l'écorce de quinquina par l'alcool, on dissout tous les produits solubles dans ce menstrue ainsi que dans l'eau, les quinates de quinine, de cinchonine, le rouge cinchonique, la matière grasse, la résine, etc., etc. Lorsqu'on a retiré l'alcool par distillation, la liqueur restée dans le bain-marie est parfaitement claire, mais le Codex ordonne de la faire refroidir puis de la filtrer ; en refroidissant elle devient très trouble par le dépôt de la matière grasse verte, de la résine, et même, si l'on en croit

---

1. Nous conservons à la cave, depuis plusieurs mois, une demi-bouteille de sirop, faite pour un client qui nous l'avait rapporté fermenté. Nous l'avons recuit, mis en bouteille encore bouillant, et depuis cette époque il n'a pas changé de couleur. L'expérience est à tenter.

Dorvault, du quinate de quinine, qui de tous les quinates d'argent, de fer, de manganèse, de mercure, de zinc, etc., serait le seul insoluble. On filtre, et la colature passe très claire, abandonnant ces divers produits sur le filtre. On a alors un *très beau sirop*. Pourquoi donc enlever par la lixiviation, tous ces produits au quinquina pour les rejeter ensuite du sirop ? Nous estimons que, puisque la nature les a introduits dans le quinquina, ils y ont leur utilité. Tout le monde sait que, à peu près inusitée aujourd'hui, la résine de quinquina est un médicament actif, que naguère encore, vers 1850 ou 1855, nous avons vu employer avec le plus grand succès pour combattre les fièvres intermittentes dans les pays marécageux.

Un membre de la commission officielle à qui nous manifestions notre étonnement de voir une semblable formule au Codex, nous répondit très nettement, qu'en effet, on avait sacrifié l'activité du sirop à sa beauté.

29° Sirop de violette.

Lorsque le sirop de violette a été préparé avec tout le soin et les précautions indiquées par le Codex, c'est un produit très beau. Mais, au bout d'un certain temps, il perd beaucoup de sa belle couleur; en voici la raison. L'étain du bain-marie et du récipient, employés pour préparer et couler le sirop, s'oxyde en saturant l'acide produit par la matière organique. Ainsi saturé, cet acide ne peut réagir sur la couleur bleue, et il résulte de cette réaction un peu de laque ou combinaison de l'oxyde d'étain avec la matière colorante des fleurs. Cette action ne se produit plus lorsque le sirop est en bouteilles, et il perd alors peu à peu sa belle couleur. C'est pourquoi certains praticiens ont conseillé d'introduire dans la bouteille quelques morceaux d'étain ou de grenaille d'étain pur. Ce sirop stanné a été blâmé par certains auteurs; et cependant le sirop, pendant sa préparation, a infusé 12 heures dans un bain-marie en étain, a été coulé dans un récipient en étain et mis en bouteilles avec un mouloir en étain. Cela montre bien qu'il n'y a aucun inconvénient à le laisser en contact avec des rognures ou grenailles d'étain.

30° Sucs (leur conservation).

PROCÉDÉ D'APPERT. — La conservation des sucs par le procédé d'Appert, comme l'indique le Codex, présente de nombreux inconvénients, dont le moindre est l'enrobage des bouteilles dans du foin, opération longue et ennuyeuse. Ensuite il arrive inévitablement que, pendant la cuisson, une ou plusieurs bouteilles viennent à éclater, et tout le suc est perdu. Voici le procédé que nous employons. Dans une première bassine, nous portons le suc à l'ébullition; et dans une deuxième bassine nous faisons chauffer de l'eau, pendant que sur un fourneau à charbon nous faisons fondre du goudron à bouteilles. Quand le suc a atteint la température de 90° à 100 degrés, on plonge vivement une bouteille à St-Galmier dans l'eau bouillante en la tenant par le goulot; on la place dans une terrine posée auprès de la bassine; on embouteille le suc bouillant; un aide bouche et goudronne immédiatement. Il est excessivement rare qu'une bouteille se casse; et si le fait se produit, le suc se répand dans la terrine d'où on le reverse dans la bassine; on n'en perd donc pas une goutte, et la conservation est indéfinie.

31° Suc de coing.

Il est impossible de mettre la pulpe de coing à la presse parce qu'elle glisse sur elle-même et s'échappe de tous les côtés; il faut pour que l'opération marche bien, la mélanger avec de la paille neuve, coupée menu et lavée à plusieurs eaux.

La filtration au papier est également très longue et difficile. On obtient un suc très beau, en le jetant sur un torchon, garni de charbon de bois concassé en tous petits grains et également lavé à plusieurs eaux.

32° Tablettes de baume de Tolu.

La liqueur destinée à faire le mucilage est beaucoup plus aromatique que par le procédé du Codex, si on la prépare comme celle destinée au sirop de Tolu (formule de Virey).

Voici les proportions:

Teinture de tolu du Codex........... 35 grammes.
Eau distillée..................... 180 —

Versez peu à peu la teinture dans l'eau en remuant vivement avec un agitateur en verre; passez la liqueur sur une petite passoire en fer-blanc, pour séparer le baume précipité, et faites un mucilage avec :

> De cette liqueur................... 215 grammes.
> Sucre............................. 2 kilos.
> Gomme adragante.................. 20 grammes.

33° Tablettes de chlorate de potasse.

> Teinture de tolu du Codex........ 20 grammes.
> Eau distillée..................... 180   —

Opérez comme ci-dessus, et avec cette liqueur :

> Sucre............................. 1 kil. 800
> Chlorate de potasse pulvérisé...... 200 grammes.
> Gomme adragante................. 20   —

F. S. A.

34° Tablettes de guimauve.

Nous avons eu occasion de voir assez souvent ces pastilles remplacées tout simplement par des tablettes de sucre. Un moyen de s'assurer qu'elles contiennent bien la poudre de guimauve est le suivant. Nous savons que les alcalis développent avec la poudre de guimauve un principe colorant jaune (potasse, soude, ammoniaque). Si sur une pastille on met une goutte ou deux d'ammoniaque, la pastille se colore en jaune si elle contient de la poudre de guimauve, et elle ne change pas de couleur dans le cas contraire.

Cette expérience ne réussit que dans le cas où les tablettes sont faites d'après la formule du Codex de 1837, reproduite dans celui de 1884. Pour une raison nous paraissant inexplicable, le Codex de 1866 avait cru devoir remplacer la poudre de guimauve par une décoction concentrée de la racine, avec laquelle on faisait le mucilage. Dans ce cas la réaction des alcalis ne se produit plus. Ce fait est assez original.

35° Teintures.

Dans le préliminaire qui précède les formules de teintures, le Codex laisse le pharmacien libre d'employer la macération ou la lixiviation. Le tassement ne doit pas être le même pour toutes les substances, la finesse de la poudre doit être proportionnée à la nature de la matière à traiter. Seule, l'habitude d'opérer peut guider le pharmacien dans les précautions à prendre à ce sujet.

Avant de procéder au traitement par déplacement, il est essentiel de mettre la matière à traiter dans une terrine, et de l'y laisser en contact, pendant quelques heures, avec une quantité suffisante du liquide à employer, et cela afin que la poudre commence à se gonfler par l'absorption du liquide, et que les principes solubles aient subi déjà un commencement de dissolution. Faute de prendre cette précaution, lorsque la poudre est mise tout de suite dans l'appareil, les premières couches se gonflent au contact du liquide, augmentent de volume, se tassent et mettent obstacle à la pénétration du véhicule.

36° Teinture de Mars tartarisée.

Le Codex de 1866 donnait une formule pour préparer ce produit de toutes pièces. La huitième sous-commission de la Société de Pharmacie, qui en 1881 discutait les formules du futur Codex, avait signalé divers inconvénients inhérents à cette préparation, et avait proposé une solution, au dixième, de tartrate ferrico-potassique dans de l'eau distillée légèrement alcoolisée, parce que ce sel n'est pas soluble dans l'alcool à 90° On en mettait seulement 5 0/0. La commission officielle a jugé à propos de supprimer cette préparation, souvent employée, du Codex de 1884 ; et nous l'avons vue avec plaisir reparaître dans le supplément du Codex. Seulement il y manque la petite dose d'alcool utile pour combattre la moisissure. En mélangeant l'alcool et l'eau avant d'opérer la solution de tartrate, on obvie à la précipitation du sel. Cette solution se fait aisément dans l'eau alcoolisée.

37° Teintures de quinquina.

Le Codex de 1866 donnait, comme formule type, la teinture de quinquina jaune ; faute de désignation par le médecin, c'était toujours celle-là qu'il fallait donner. L'édition de 1884 laisse à la volonté du pharmacien le choix de la teinture à délivrer. C'est un tort, parce que dans une officine on donnera le quinquina gris ; dans une autre, le jaune.

A propos de la teinture de quinquina jaune, nous rappellerons, en passant, la divergence d'opinion qui existe entre Soubeiran et Bouchardat, à propos du degré de l'alcool à employer pour le quinquina jaune, divergence déjà signalée par nous dans l'*Union pharmaceutique*.

Le premier recommande l'alcool à 80° parce qu'il dépouille mieux l'écorce de ses alcaloïdes ; le second affirme que l'alcool à 56° se charge de tous les principes actifs du quinquina : du rouge cinchonique, de ses combinaisons avec la quinine et la cinchonine, et des quinates des mêmes bases. De l'alcool trop concentré, ajoute-t-il, dissoudrait moins bien les quinates.

Lequel des deux a raison ?

38° Tisanes.

Nous croyons qu'il n'y a pas aujourd'hui une pharmacie où l'on fasse des tisanes, si l'on en excepte les apozèmes. Ces boissons se font dans les ménages. Dès lors, quelle est donc la raison qui, pour toutes leurs formules qui figurent au Codex, a fait adopter l'eau distillée, puisque jamais un client ne consentira à acheter de l'eau distillée pour faire sa tisane.

Dans ce chapitre, l'indication de la proportion de plantes (feuilles, fleurs, écorces ou racines), la désignation de la macération, infusion ou décoction, avec l'indication du temps exigé, eussent été suffisantes au pharmacien pour renseigner le client.

39° Vins.

Nous rappellerons ici les mêmes réflexions que nous avons faites pour les teintures par la méthode de lixiviation.

40° Vin de gentiane.

Le vin de gentiane, préparé par macération, donne une liqueur non pas trouble, mais un peu lactescente malgré des filtrations répétées. Cet effet est sans doute produit par l'espèce de glu (composé de cire, d'huile et de caoutchouc), trouvée dans la gentiane par M. Leconte, et aussi par l'acide pectique et le tissu particulier de la racine qui est spongieux et qui prend une consistance gélatineuse.

En préparant le vin par lixiviation, les substances insolubles, que nous venons de citer, ne sont sans doute pas entraînées ni introduites dans le vin, comme pendant la macération ; toujours est-il que, préparé ainsi, ce vin est clair après une seule filtration.

41° Vins de quinquina.

Quant aux vins de quinquina préparés par le *modus operandi* du Codex, nous savons tous qu'ils laissent le quinquina à peine à moitié épuisé; ce procédé doit donc être rejeté. Nous le remplaçons par le suivant, qui donne un excellent vin, contenant par litre tous les principes de 50 gr. de quinquina :

    Huanuco en poudre 1/2 fine.   4 kil. 800
    Alcool à 60°...............   14 — 400 ou 15 litres 75

Mettez le quinquina dans une terrine, et mouillez-le intimement avec alcool à 60°, 4 kil. 800 ou

5 litres 25. Au bout de quelques heures de contact, pendant lesquelles l'alcool commence à dissoudre les éléments du quinquina, traitez par déplacement, avec les 9 kil. 600 d'alcool restant, additionnés de 24 gr. d'acide chlorhydrique et 12 gr. d'acide sulfurique. Recommencez une deuxième fois la lixiviation avec la première liqueur passée, et obtenez 9 kil. 600 de teinture [1] ou 10 litres 24.

Il reste dans l'appareil 4 kil. 800 ou 5 litres 25 d'alcool à 60°; on le chasse avec q. s. d'eau additionnée d'acide chlorhydrique 24 gr., et acide sulfurique 12 gr., de manière à obtenir 7 litres 50 de colature, à laquelle on ajoute 6 kil. 200 ou 8 litres 10 d'alcool à 90°, ce qui vous donne 15 litres 60 d'alcool quinique à 60°, que vous réservez pour une nouvelle opération.

La première fois que l'on prépare cet extrait fluide, on est obligé de mettre les acides dans l'alcool qui sert à lessiver, et une deuxième dose encore dans l'eau qui sert à chasser l'alcool resté dans le quinquina ; mais une fois le roulement établi, on ne met les acides que dans cette eau seulement.

Les 9 kil. 600 d'extrait fluide, contenant tous les principes des 4 kil. 800 de quinquina, pèsent à l'alcoomètre Gay-Lussac 48 à 49° à $+ 15°$ C., et le litre pèse 935 grammes.

Pour faire un litre de vin de quinquina, il ne reste plus qu'à prendre 100 gr. de cet extrait, représentant les 100 gr. d'alcool et les 50 gr. de quinquina du Codex. Après quelques heures, on peut filtrer. Mais

---

1. Ou extrait fluide.

‚nous avons depuis longtemps habitué peu à peu nos clients, après explications convenables, à employer ce vin non filtré, avec recommandation de bien mélanger le dépôt à chaque prise.

Telles sont quelques-unes des principales observations que notre longue pratique nous a permis de recueillir et qu'il nous a paru utile de consigner dans ces lignes.

QUATRIÈME PARTIE

OBSERVATIONS SUR LA POSOLOGIE

Le pharmacien est bien souvent dans l'obligation de corriger, ou plutôt de faire corriger par les médecins des doses inacceptables de médicaments prescrits sur leurs ordonnances. La posologie ou la connaissance de la fixation des doses des agents thérapeutiques, suivant le sexe, l'âge ou l'état de santé du malade, est donc un point très important et indispensable pour le praticien.

Nous pouvons donner ici quelques exemples des dangers auxquels seraient exposés les pharmaciens qui se croiraient bien couverts par une ordonnance médicale, qu'ils auraient exécutée telle quelle, si celle-ci prescrivait des doses exagérées de substances toxiques ou très actives. Nous avons en main les originaux ou la transcription sur le livre-copie des cas que nous allons citer : tantôt c'est 1 gr. d'hydrochlorate de morphine en 6 prises pour panser un vésicatoire ; une fois c'est 0 gr. 50 chlorhydrate de morphine dans 10 gr. d'eau pour injections hypodermiques ; une autre fois, c'est un gargarisme avec sublimé 10 gr., alcool 100 gr., une cuillerée dans eau d'orge pour gargariser ; ou bien une potion de 150 gr. avec 15 gouttes de conéine ou cicutine pour un enfant de 4 ans ; puis des pilules de 0 gr. 50 de nitrate d'argent, une à déjeuner et une à dîner : les 0 gr. 50 étaient pour 50 pilules ; puis encore un granule de digitaline de 5 centigrammes, matin et soir, etc., etc... On en pourrait citer ainsi des centaines de cas.

1° Tables.

Il a été publié un grand nombre de tables indiquant les doses à prendre des substances toxiques. Non seulement ces tableaux ne concordent pas, mais encore ils n'expliquent pas si les doses indiquées sont pour prendre en une fois ou dans la journée, et quand ils disent : par 24 heures, faut-il comprendre les heures de nuit, auquel cas le malade étant endormi ne prend pas le médicament ; ce qui le ferait absorber pendant les heures de jour seulement : ce ne serait donc plus par 24 heures.

Quelques exemples seulement du défaut de concordance des doses. Schmitt, professeur à la Faculté de Lille, donne bien le maximum par dose et par 24 heures, mais Marty[1] indique seulement les doses au delà desquelles ne doivent pas s'administrer les médicaments toxiques, sans dire si c'est en une fois, ou pour les 24 heures[2].

1. Marty, *Formulaire militaire*, 1890, page 272.
2. *Union pharmaceutique*, 1882, page 394.

	Schmitt. (Par dose, sans dire combien de doses par jour.)	Un. pharmaceutique. (Par jour ; est-ce en une ou en plusieurs fois ?)	Marty. (Sans aucune indication.)
Acide arsénieux....	0gr,005	0gr,01	0gr,02
Arséniate de soude..	0,005	»	0,05
Aconitine amorphe..	0,001	0,003	0,002
Digitaline cristall...	0,0005	0,002	0,002
Iodoforme..........	0,20	1,00	0,20
Liqueur Pearson....	0,50	5,00	15 à 30 gr.
Bichlorure mercure.	0,03	0,10	0,05
Strychnine et sels...	0,01	0,03	0,02

Quelle attention toujours en éveil doit prêter le pharmacien quand il a une ordonnance à exécuter !

2° Degrés de solubilité

Indépendamment de l'incertitude dans laquelle se trouve à chaque instant le pharmacien, par suite des divergences des doses de toxiques à prendre en une fois ou par jour, viennent se joindre les variations indiquées par différents auteurs, pour les solubilités de certains corps :

Exemple. — L'acide salicylique, 1 gr., est soluble d'après le Codex dans :

	Codex.	Dorvault.	Agenda du chimiste.
Eau froide..........	413,32	1413 (Il y a évid. err.)	434 gr.
— bouillante.....	12,6	12,6	Toutes proport.
Alcool (Tableau du Codex, p. 21).....	2,37	2,4	Soluble.
— (article p. 112)...	2,4		
Éther (tableau)......	1,98		
— (article, p. 112)..	2,00	2,00	Soluble.

2° *Exemple.* — Sublimé corrosif, 1 gr., se dissout dans :

	Codex.	Dorvault.	Schmidt et Wolfram.	Agenda du chimiste.
Eau froide.....	15,2	16	8	15,15
— bouillante.	1,85	3	1,50	1,85

A propos de solubilité, plus de la moitié des nouveaux produits, surtout parmi les antiseptiques, sont presque ou tout à fait, insolubles dans l'eau, et la majorité des médecins ne se préoccupent pas de cette difficulté. Quelques exemples nous feront mieux comprendre et expliqueront l'embarras du pharmacien en présence de certaines prescriptions :

1° Une ordonnance prescrit : cocaïne 1 gr., eau 30 gr. ; en compresses contre les crevasses du sein. Nous faisons observer au docteur que la cocaïne est insoluble, mais que le chlorhydrate est très soluble ; il tient à la cocaïne et remplace l'eau par de la glycérine. — Nous lui faisons la même observation, et lui conseillons la vaseline ; il n'a rien voulu entendre, et il a fallu livrer la cocaïne et la glycérine.

2° Un autre ordonne : terpine 2 gr., eau distillée 100 gr., sirop de sucre 30, eau-de-vie 15. Le médecin averti nous laisse libre de modifier la formule. Nous avons supprimé 20 gr. d'eau et remplacé les 15 gr. d'eau-de-vie par 35 gr. d'alcool à 95°.

3° **Exécution des ordonnances difficiles.**

Lorsque le pharmacien reçoit une ordonnance qui présente une certaine difficulté dans sa préparation, il faut qu'il puisse s'en tirer à son honneur.

En voici une, libellée par le Dr Cazaux, le 18 décembre 1879, avec recommandation de faire une *émulsion parfaite* :

Baume de Tolu....................	24 grammes.
Extrait d'opium..................	0 gr. 30
Sirop de gomme.................	75 grammes.
Sirop de polygala................	75 —
Essence de térébenthine..........	15 —
— d'eucalyptus.............	4 —
Eau	75 —
Alcool à 90°.....................	96 —

Avant de mettre cette formule en œuvre, il a fallu nécessairement l'étudier et décider un mode de procéder : 1° D'une part, nous avons versé le mélange des deux essences sur un jaune d'œuf, et nous avons vivement battu pour opérer une dissolution émulsive, avec addition de 4 à 5 gr. d'eau, puis du sirop de polygala par petites quantités. 2° D'autre part, nous avons pris 120 gr. de teinture de Tolu du Codex, qui correspondent exactement aux doses de Tolu et d'alcool de l'ordonnance ; dans cette teinture nous avons ajouté 0 gr. 25 de saponine ; et nous avons versé peu à peu, en battant vivement, cette teinture de Tolu saponiné, dans le premier mélange. 3° Enfin, dans un autre mortier, nous avons développé un deuxième mucilage avec de la gomme, le sirop de gomme et 4 à 5 gr. d'eau, et nous y avons versé peu à peu, en battant vivement, le mélange des deux premières opérations, puis en dernier lieu, toujours peu à peu et en émulsionnant, les 75 gr. d'eau tenant l'extrait d'opium en dissolution.

L'émulsion a parfaitement réussi et s'est fort bien conservée.

Nous avons raconté dans l'*Union pharmaceutique* l'histoire qui nous était arrivée à propos d'une solution de salicylate de lithine qui était devenue noire quelques jours après sa préparation, alors qu'une autre solution faite dans une autre pharmacie, d'après la même ordonnance, était restée tout à fait incolore, et les ennuis que j'avais eus avec mon client jusqu'à ce que j'aie pu lui prouver, par des expériences concluantes, que ma solution était parfaitement conforme, tandis que le salicylate de lithine contenu dans l'autre était falsifié avec du salicylate de soude.

Rappelons encore, ainsi que nous l'avons annoncé dès la première page de ce travail, à propos des mélanges des nouveaux produits introduits dans notre arsenal pharmaceutique, que, dès 1890, nous signalions, à la Société de Pharmacie, la décomposition du chlorhydrate de cocaïne, en présence du borax, dans un collyre.

Il est d'autant plus utile de mentionner ce fait que les médecins prescrivent assez souvent des collyres renfermant ces deux médicaments. La solution des deux sels donne un précipité, qui n'est autre chose que de la cocaïne séparée par la soude du borax. Il ne faut pas filtrer, afin de ne pas éliminer une partie du principe médicamenteux ; le borax étant alcalin en solution étendue, il suffit, pour assurer la limpidité du collyre d'y ajouter une très petite quantité d'acide borique.

Dans une revue de médicaments nouveaux, il est dit qu'on ne doit jamais associer l'antipyrine et l'acide phénique. Nous avons prouvé, dans un article publié en 1891, que cette assertion était inexacte et qu'au moyen d'un tour de main très simple, on pouvait faire cohabiter en paix ces deux produits. Une ordonnance du Dr Baratoux prescrivait : acide phénique, 1 gramme; antipyrine, 1 gramme; glycérine, 10 grammes; eau distillée, 200 grammes; eau de laurier-cerise, 10 grammes. L'élève qui avait fait la préparation vint nous montrer des gouttelettes d'apparence huileuse gagnant le fond du flacon, et nous demander s'il fallait livrer la solution en cet état. Après nous être assuré que ces gouttelettes n'étaient autre chose que de l'acide phénique non dissous, nous refîmes la préparation en agitant l'acide phénique liquide (9 parties pour 1 d'alcool) avec les 10 grammes de glycérine. Nous ajoutâmes, peu à peu en agitant, l'eau distillée, et en dernier lieu l'antipyrine dissoute dans l'eau de laurier-cerise. La solution, ainsi obtenue, était parfaitement limpide, sans aucun dépôt, et n'avait produit aucune lactescence pendant la préparation.

A propos d'une solution de sulfate de spartéine et d'iodure de sodium, nous avons démontré, en 1891, combien il était dangereux pour le pharmacien de ne pas s'assurer de la pureté des produits qu'il emploie. Dans le cas présent, il se forma immédiatement un précipité noir qui n'était autre que de l'iodo-sulfate de spartéine, dont la formation était due à ce que l'iodure de sodium n'était pas pur et contenait de l'iodate. Or on sait que la présence des iodates dans les iodures alcalins peut constituer un médicament dangereux, ainsi que l'ont constaté différents médecins français et M. Leroy, de Bruxelles.

Il nous serait facile de multiplier ces avertissements, mais nous croyons en avoir dit assez pour que le pharmacien sérieux et honnête comprenne combien il est de son intérêt de s'assurer de la pureté absolue des médicaments actifs qu'il emploie.

CINQUIÈME PARTIE

UN MOT A PROPOS D'HYGIÈNE

Le pharmacien ne se contente pas de rendre service à l'humanité souffrante. — L'hygiène publique touche à la Pharmacie par plus d'un point de contact, et, en raison des services continuels que le pharmacien peut lui rendre, il n'existe pas plus de 2 ou 3 Commissions, parmi celles des 20 arrondissements de Paris, qui ne comptent parmi leurs membres un ou plusieurs pharmaciens. Pour preuve de ce que nous avançons ici, nous citerons, en terminant, un ou deux exemples, qui feront bien comprendre le rôle de ce modeste et utile travailleur dans la société.

Comme membre de la Commission de notre arrondissement, l'un de nous eut à faire une enquête sur un dépôt de choucroute et à envoyer le résultat au commissaire de police : cette choucroute accommodée à la mode alsacienne arrivait toute préparée des environs de Belfort. Il s'agissait de savoir si, par suite d'une fermentation poussée trop loin, ladite choucroute n'était pas devenue malsaine, et si on pouvait délivrer l'autorisation de la vendre.

On sait que la choucroute se fait avec le choux Cabus ; petit choux blanc, très pommé et très dur, que l'on découpe en frisettes et que l'on met à fermenter dans la saumure en la mêlant avec du sel et quelques aromates (généralement du genièvre). L'acide qui est le produit de cette fermentation est celui qui se forme toujours, toutes les fois que la saccharose, la lactose, la dextrine ou l'amidon sont exposés à une fermentation lente, sous l'influence d'un ferment énergique ; en un mot c'est l'acide lactique. Lorsque cette fermentation est poussée trop loin, cet acide est décomposé, il se dégage un mélange d'acide carbonique et d'hydrogène, et il se produit de l'acide butyrique, qui donne alors à la choucroute un goût détestable de beurre rance. Je me suis assuré que cette choucroute était dans les meilleures conditions alimentaires, ne contenait pas d'acide butyrique, que l'on pouvait accorder l'autorisation demandée. A propos de cet acide, nous rappellerons sa curieuse transformation en éther butyrique, lorsqu'on le fait bouillir avec de l'alcool et de l'acide sulfurique. Cet éther est employé dans le commerce des distillateurs et fabricants de liqueurs sous le nom de crème ou essence d'ananas, dont il possède l'odeur et le goût.

Outre l'exemple qui vient d'être cité entre mille, du rôle du pharmacien dans l'hygiène, celui-ci, non seulement à Paris mais encore en province, est souvent consulté par le client sur diverses questions ménagères et alimentaires telles que la valeur d'un vin, d'un pain, d'un lait, d'une eau potable, de charcuterie, de conserves de légumes ou autres (haricots soupçonnés contenir du vert de gris), de vinaigres soupçonnés falsifiés par de l'acide sulfurique, de cierges en *cire* soupçonnés contenir du suif, etc., etc.

Par tous les exemples que nous avons cités, dans le cours de cet opuscule, on voit combien de services le pharmacien est appelé à rendre à la société, et combien de pièges sont tendus à celui qui tient à justifier consciencieusement le titre d'art pharmaceutique donné à l'exercice de sa profession, et combien il est regrettable de voir la transformation fin de siècle qui l'a atteinte dans ses assises les plus sacrées. Pouvons-nous espérer voir nos jeunes confrères se faire un point d'honneur de relever une profession aussi honorable, qui a produit tant d'hommes savants et illustres et rendu tant de services à l'humanité ; et quand nous disions, en commençant ce travail, que notre intention était d'adresser un salut d'adieu à notre chère et vieille profession, c'est que nous étions tristement impressionné par la crainte de la voir complètement sombrer dans la transformation ruineuse que lui ont fait subir les jeunes générations de nos imprévoyants confrères.

ANNEXE

Proposition d'un nouveau mode de classification des formules pour la prochaine édition du Codex.

Par M. Julliard (*Union pharmaceutique*, 1895).

Pour bien faire comprendre la raison qui m'a amené à faire cette proposition, il est bon de rappeler, comme point de départ, que l'article 37 de la loi du 21 germinal an XI dit que : « Nul ne pourra vendre des plantes ou des parties de plantes « médicinales fraîches ou sèches, sans avoir subi aupara- « vant, dans une des Écoles de pharmacie ou par devant un « Jury de médecine, un examen qui prouve qu'il connaît « exactement ces plantes médicinales. »

Voilà pour la vente des plantes médicinales indigènes au public.

Voyons maintenant ce qui est dit pour celle des plantes *exotiques* médicinales.

Ordonnance de police concernant la vente en gros et en détail des plantes médicinales indigènes fraîches ou sèches, du 16 nivôse an XII (5 juillet 1804).

« Le Conseiller d'État, Préfet de Police,

« Vu :

« 1° L'article 23 de l'arrêté des Consuls du 12 messidor an VIII (1er juillet 1800) ;

2° L'article 37 de la loi du 21 germinal an XI (11 avril 1803 sur l'organisation des Écoles de pharmacie et l'article 46 de l'arrêté du 25 thermidor an XI (13 août 1803) portant règlement sur l'exercice de la pharmacie,

« Ordonne ce qui suit :

« Articles 1er, 2, 3, 4, 5. . . . .

« Article 6. — Il est défendu à tous autres qu'aux herbo- « ristes légalement reçus, de vendre au détail des plantes ou « parties de plantes médicinales indigènes fraîches ou sèches.

« Cette disposition n'est point applicable aux pharmaciens
« qui ont le droit de vendre toutes sortes de plantes mé-
« dicinales indigènes ou *exotiques.* »

Si donc les herboristes légalement reçus n'ont pas le droit
de vendre des plantes *exotiques* médicinales, mais seulement
des plantes indigènes, *a fortiori* ne pourront vendre des
plantes *exotiques* tous autres citoyens que les pharmaciens.

Il n'y a aucune interprétation, aucune entorse à donner à
cet article 6, il n'y a point à le torturer pour en tirer ce
qu'il veut dire, à savoir : que le pharmacien *seul* a le droit
de vendre des plantes médicinales exotiques et leurs préparations.

Or, le quinquina étant une plante médicinale éminemment
exotique, que ce soit un bon ou un mauvais quinquina, il ne
peut et ne doit être vendu que par les pharmaciens. Il n'est
pas besoin d'aller à Berlin pour juger ainsi ; et, dès lors, il est
impossible de comprendre et d'expliquer pourquoi la jurisprudence reçoit tant d'applications différentes de la part des
tribunaux français. Les uns absolvent les vendeurs de quinquina et leurs préparations ; les autres les condamnent.

Ils vont même jusqu'à admettre qu'un marchand de vin
peut vendre du vin de quinquina, quand il a l'audace de venir
déclarer que son vin n'est point un médicament, parce qu'il
n'est pas fait avec les doses du Codex, ou qu'il est fabriqué
avec un quinquina de mauvaise qualité. En présence de cet
article 6, sur quelle autorité s'appuie donc le Tribunal de Châteauroux, pour dire qu'il est constant que tout mélange contenant du quinquina ne constitue pas une préparation pharmaceutique?

La Cour suprême, elle-même, a une tendance à admettre,
pour les herboristes, épiciers, distillateurs et marchands de
vins, la faculté de vendre en gros du quinquina pour l'usage
industriel. Je ne sache pas que le quinquina ait jamais été
employé dans un autre but que comme curatif, et je ne lui
connais aucun emploi industriel.

Un certain nombre de préparations contenant du quinquina,
ou pour être plus exact, dit M. Bogelot, prétendant en contenir, étant entrées dans la consommation courante des boissons dites apéritives, la jurisprudence a dû changer.

Je proteste énergiquement contre ce changement de jurisprudence. Les quinquinas, d'après l'article 6 cité plus haut,
ne doivent jamais entrer dans les boissons ordinaires de consommation. Qu'ils soient bons, qu'ils soient mauvais, c'est tout

un. Ce sont des quinquinas, l'article 6 ne fait pas de distinction ; et la jurisprudence, qui admet, comme le dit M. Bogelot, que les préparations contenant peu ou prou d'un quinquina quelconque, et destinées à la consommation courante comme apéritifs, ne sont pas des médicaments, cette jurisprudence piétine sur la loi qui dit, d'une façon très nette, que les *plantes exotiques médicinales* ne doivent et ne peuvent être vendues que par les seuls pharmaciens.

Si les tribunaux veulent sciemment annuler la loi, les décrets, les arrêtés de police, et si l'on a en vue de favoriser et d'augmenter les recettes de la Régie, il faut qu'on le dise bien haut une fois pour toutes ; mais je ne saurais jamais admettre une semblable interprétation, et' les juges ne voudraient point assumer une pareille responsabilité, surtout d'après les avertissements de l'ordonnance du 16 nivôse an XII, qui dit dans l'article 9 : « Il sera pris contre les contrevenants aux dispo-« sitions ci-dessus, telles mesures de police qu'il appartiendra, « sans préjudice des poursuites à exercer par les tribunaux.

« ARTICLE 10. — La présente ordonnance sera imprimée, « publiée, affichée et notifiée aux directeurs des Écoles de mé-« decine et de pharmacie, etc., etc. »

Il y a mieux. Dans ses considérants, le Tribunal de Châteauroux vient dire : que le monopole des pharmaciens ne s'applique pas nécessairement aux compositions portées au Codex, que la loi ne protège que les médicaments, et que le Codex comprend plusieurs compositions non médicamenteuses.

J'ai été frappé de voir mettre en avant un semblable argument. En effet, le Tribunal de Châteauroux a raison, s'il entend désigner l'eau de Cologne, l'élixir dentifrice, les alcoolés, esprits ou teintures de menthe, bergamote, thym, romarin, lavande, que vendent, sans qu'on les inquiète, les distillateurs, parfumeurs, confiseurs, coiffeurs, etc., les bains de sel marin, les blancs de Meudon, d'Espagne, le chocolat de santé, les bouillons aux herbes, certaines pâtes pectorales, les pastilles de menthe, à la goutte, etc., etc., dont jamais personne n'a songé à poursuivre la vente par d'autres que par les pharmaciens, sous prétexte qu'ils étaient au Codex ; mais de là à venir prétendre que le quinquina, plante médicinale *exotique*, n'est point un médicament, il y a une barrière que le pharmacien ne doit pas permettre de franchir, même et surtout aux interprétateurs de la loi qu'ils sont chargés de respecter et d'appliquer. Aussi je désirerais vivement que la Société de pharmacie de Paris veuille bien se charger de demander à la

Commission officielle du prochain Codex, de diviser ce dernier en deux parties bien distinctes : *la première, comprenant les formules de toute une série de préparations, dans le genre de celles dont j'ai énuméré quelques-unes, dont la vente serait libre, mais que le pharmacien a absolument besoin de connaître; et la seconde partie, renfermant tous les composés véritablement médicamenteux, dont la vente serait, d'après la loi, exclusirement réservée aux pharmaciens, et parmi lesquels les préparations de quinquina, de coca et autres substances médicinales exotiques tiendront une place que les tribunaux, plus ou moins bien disposés, ne pourraient plus leur contester;* ils ne pourraient non plus dès lors absoudre tous ces parasites plus ou moins honnêtes de notre profession, parce que, aux termes de l'ordonnance du 16 nivôse an XII, ordonnance qui n'a jamais été rapportée, article 6 : « Les pharmaciens, seuls, ont le droit de « vendre des plantes médicinales exotiques. »

Les tribunaux, en laissant les cafetiers, marchands de vins et débits de boissons quelconques, vendre comme boissons apéritives et toniques, des vins, élixirs ou préparations faits avec des plantes médicinales exotiques, autorisent en même temps ces négociants à tromper le public sur la nature de la chose vendue, ainsi que sur la qualité, puisque ces derniers avouent cyniquement avoir employé des doses fantaisistes, des drogues absolument inertes et sans valeur auxquelles on donne des noms destinés à abuser ce même public et à les lui faire payer un prix applicable à des préparations correctes et sérieuses.

Enfin, n'est-on pas frappé de stupeur quand on voit ces mêmes négociants, libres de vendre ces mêmes boissons, sans qu'elles aient été contrôlées et dosées, alors que les pharmaciens diplômés sont visités par un Jury assisté d'un commissaire de police, et passent en police correctionnelle si ces mêmes préparations vendues par eux ne sont pas conformes aux formules et aux doses du Codex. N'est-ce pas renversant de penser que les tribunaux ont ainsi à leur disposition deux poids et deux mesures?

TABLE DES MATIÈRES

PREMIÈRE PARTIE

DEUXIÈME PARTIE

TROISIÈME PARTIE

QUATRIÈME PARTIE

CINQUIÈME PARTIE

ANNEXE

PLANCHE. — Plan d'une cave de pharmacie.

3838-96. — CORBEIL. Imprimerie ÉD. CRÉTÉ.

10